SJÖGRENS SYND- ROM- FÜHRER

Eine persönliche Überlebensreise durch das Sjögren-Syndrom (Navigation durch den stillen Sturm)

Clattern A. Risant

Inhaltsverzeichnis

Kapitel eins

Einführung

Das Sjögren-Syndrom ist eine chronische Autoimmunerkrankung, die durch Augen- und Mundtrockenheit aufgrund einer Funktionsstörung der Tränen- und Speicheldrüsen gekennzeichnet ist. Infolgedessen ist die Krankheit durch pleomorphe klinische Manifestationen gekennzeichnet, deren Merkmale und Schweregrad von Patient zu Patient stark variieren können.

Die tatsächlichen Ursachen des Sjögren-Syndroms sind noch unbekannt. Dennoch wurden verschiedene, sich nicht gegenseitig ausschließende Modelle vorgeschlagen, die genetische und umweltbedingte Faktoren einbeziehen, um seine Entwicklung zu erklären. Das Auftreten fehlerhafter autoreaktiver B-Lymphozyten, die für die

Produktion von Autoantikörpern und die Bildung von Immunkomplexen verantwortlich sind , scheint für die Entstehung der Krankheit von entscheidender Bedeutung zu sein. Die Diagnose des Sjögren-Syndroms ist schwierig, da es bei verschiedenen Personen unterschiedliche Anzeichen und Symptome gibt, die denen anderer Krankheiten ähneln können.

Das Sjögren-Syndrom ist eine chronische Autoimmunerkrankung, die auftritt, wenn das Immunsystem die Drüsen angreift, die Feuchtigkeit in Augen, Mund und anderen Körperteilen produzieren. Die Hauptsymptome sind trockene Augen und Mund; Andere Körperteile können betroffen sein und viele Menschen klagen über Gelenk- und Muskelschmerzen sowie Müdigkeit. Das schwere Stadium des Sjögren-Syndroms kann zu Schäden an Lunge, Nieren und dem Nervensystem führen.

Das Sjögren-Syndrom kann allein oder zusammen mit anderen Autoimmunerkrankungen auftreten, beispielsweise rheumatoider Arthritis oder systemischem Lupus erythematodes.

Derzeit gibt es keine bekannte Heilung für das Sjögren -Syndrom, es gibt jedoch verschiedene Möglichkeiten zur Behandlung und Behandlung der Symptome.

Vom Sjögren-Syndrom sind vor allem Frauen betroffen. Es gibt keine Altersgrenze für das Sjögren-Syndrom, am häufigsten tritt es jedoch bei Menschen im Alter von 40 und 50 Jahren auf. Es gibt keine geografischen Grenzen, da alle ethnischen und rassischen Gruppen davon betroffen sind.

Es gibt zwei Formen des Sjögren-Syndroms:

- Primärform: Von diesem Typus sind Personen betroffen, die keine anderen rheumatischen Erkrankungen haben.

- Sekundäre Form: Von diesem Typ sind Personen betroffen, die an anderen rheumatischen Erkrankungen leiden, zum Beispiel an rheumatoider Arthritis, systemischem Lupus erythematodes und Sklerodermie.

Mit 42 Jahren litt ich unter trockenen Augen und dachte, dass längere Stunden am Computer die Ursache dafür sein könnten. Mit etwa 50 bekam ich dann auch einen sehr trockenen Mund. Zu dieser Zeit arbeitete ich hart daran, ein neues Unternehmen zu gründen, das auf Technologietransfer basierte.

Im August 2018 begannen bei mir Symptome dessen zu verspüren, was der Arzt als Lupus diagnostizierte, darunter der klassische Augenmaskenausschlag und Schulterschmerzen.

Es dauerte fast ein Jahr, bis die Diagnose Lupus mit Beteiligung des Zentralnervensystems und Sjögren-Syndrom gestellt wurde. In meiner Familie gab es keine starke Vorgeschichte von Autoimmunerkrankungen, obwohl mein Bruder schwere Ekzeme und Asthma hatte. Jetzt weiß ich, dass Autoimmunerkrankungen eng miteinander verbunden sind.

Neben den verschiedenen Immunsuppressiva, die ich derzeit gegen Lupus nehme, bin ich auch auf zwei Arten von Augentropfen, eine spezielle Zahnpasta und ein Mundspray angewiesen, um meine Mundgesundheit aufrechtzuerhalten.

Eine große Herausforderung bei Autoimmunerkrankungen besteht darin, dass die kontinuierlichen Angriffe auf die Organe im Laufe der Zeit zu irreparablen Schäden führen. Je früher Sie also diagnostiziert werden und die Entzündungsspitzen bekämpfen, desto besser.

Dieses Buch wurde mit dem alleinigen Ziel erstellt, einen umfassenden Leitfaden für die Behandlung und Bewältigung des Sjögren-Syndroms bereitzustellen.

Kapitel Zwei

Das Sjögren-Syndrom verstehen

Das Sjögren-Syndrom gilt als eine Autoimmunerkrankung, eine von vielen Gesundheitszuständen, die dadurch entstehen, dass das Immunsystem körpereigene Gewebe und Organe angreift. Was beim Sjögren-Syndrom passiert, ist, dass das Immunsystem die Drüsen angreift, die Tränen (Tränendrüsen) und Speichel (Speicheldrüsen) produzieren, wodurch die Fähigkeit der Drüsen, diese Flüssigkeiten zu produzieren, verringert wird.

Trockene Augen können zu Brennen, Juckreiz und dem Gefühl von Sand in den Augen führen und dazu führen, dass man sich nicht auf helles oder fluoreszierendes Licht konzentrieren kann. Wenn Ihr Mund trocken ist, können Sie das Gefühl haben, dass sich Kalkpartikel im Mund befinden, und die Betroffenen können Schwierigkeiten beim Sprechen, Schlucken oder Schmecken von Speisen haben.

Die Situation, in der das Immunsystem andere Organe und Gewebe angreift und schädigt, wird als Extradrüsenbeteiligung bezeichnet.

Bei den Betroffenen kommt es zu einer Schwellung des Bindegewebes, die den Strukturen rund um den Körper Flexibilität und Festigkeit verleiht. Erkrankungen, die mit einer Schwellung des Bindegewebes einhergehen, werden meist als rheumatische Erkrankungen bezeichnet. Beim Sjögren-Syndrom kann die Beteiligung zusätzlicher Drüsen zu schmerzhaften Schwellungen der Gelenke und Muskeln führen; trockene, juckende Haut und Hautausschläge; anhaltender Husten; eine heisere Stimme; Nieren- und Lebererkrankungen; Taubheitsgefühl und Kribbeln in Händen und Füßen;

und bei den meisten Frauen vaginale Trockenheit.

Anhaltende Müdigkeit (Fatigue) ist so stark, dass sie die täglichen Aktivitäten behindert.

Nach dem Auftreten des Sjögren-Syndroms können auch andere Autoimmunerkrankungen auftreten.

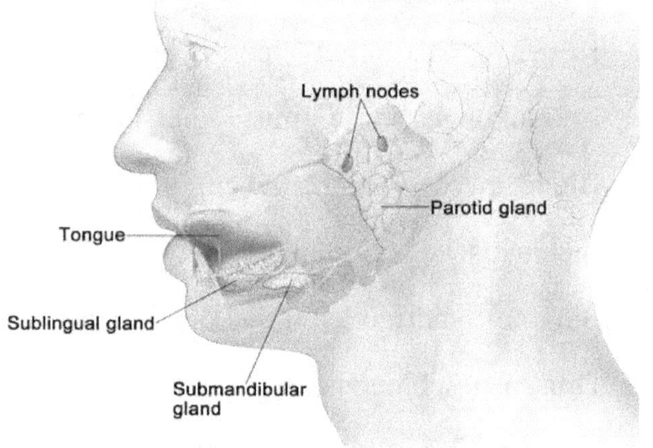

Der Ursprung des Sjögren-Syndroms

Die Redewendung „Sjögren-Krankheit" wurde von einem schwedischen Augenarzt namens Henrik Sjögren (1899 – 1986) abgeleitet. Er war der erste, der eine Gruppe von Frauen identifizierte und die Trias Keratoconjuctiva sicca, Xerostomie und Polyarthritis in Zusammenhang brachte. Er schloss 1918 sein Medizinstudium am Karolinska-Institut ab und erhielt 1927 seine Zulassung als Arzt. Sein Interesse an der Augenheilkunde begann bereits 1925, als er die klassischen Symptome des ersten Patienten identifizierte, der seinen Namen tragen sollte und dessen Name den Titel trägt . Sein anhaltendes Interesse an der Augenheilkunde veranlasste ihn, die erste Abteilung für Augenheilkunde in einer schwedischen Stadt zu gründen, wo sein Interesse an der Hornhauttransplantation geweckt wurde.

Der erste gemeldete Fall von trockenen Augen und Mund wurde sowohl von JW Hutchinson als auch WB Hadden nachgewiesen. Das Sjögren-Syndrom ähnelt dem Sicca-Komplex-Syndrom und der Mikulicz-Krankheit. „Sicca" ist ein lateinisches Wort, das Trockenheit bedeutet und wurde zusammen mit Keratokonjunktivitis verwendet, um das Wort „Keratokonjunktivitis sicca" abzuleiten, das die Trockenheit der Hornhaut und Bindehaut erklärt.

Die Mikulicz-Krankheit erhielt ihren Namen 1888 durch von Mikulicz Radecki. Sie ist eine Untergruppe der Sjögren- Krankheit und zeigt eine Vergrößerung der Ohrspeicheldrüse, der Unterkieferspeicheldrüse und der Tränendrüse.

Es gab auch weitere Berichte über diese klassischen Symptome von einem Franzosen im Jahr 1925 mit dem Namen Gougerot-Syndrom, in dem auch die drei klassischen Symptome trockene Augen, trockener Mund und Polyarthritis identifiziert wurden.

Als Henrik Sjögren sein Buch veröffentlichte, blieb dies zunächst unbemerkt und ihm wurde der Titel eines Dozenten nicht verliehen und seine akademische Tätigkeit als Augenarzt wurde behindert.

Seine Arbeit wurde später im Jahr 1943 auf Englisch veröffentlicht und zu dieser Zeit erhielt er Anerkennung für seine Arbeit und erhielt die Position eines außerordentlichen Professors an der Universität Göteborg und wurde 1961 mit dem Professorentitel geehrt.

Es reicht nicht aus, dass Henrik Sjögren der erste Mensch war, der die Trias Keratoconjuctiva sicca, Xerostomie und Polyarthritis in Zusammenhang brachte, er lieferte vielmehr die Grundlage für die Definition dieser Erkrankung, indem sein Titel und die Namen aller seiner Vorgänger ersetzt wurden.

Henrik Sjögren starb am 17. September 1986. Sein Fachwissen führte nicht nur zur Definition der Sjögren-Krankheit, sondern er war auch der erste, der die Anerkennung der Hornhauttransplantation entwickelte. Er nutzte sein Fachwissen in verschiedenen Fachgebieten, wofür er mit einer Position in der Ophthalmological Society of Australia und dem American Rheumatism Board geehrt wurde.

Ursachen des Sjögren -Syndroms

Derzeit gibt es keine tatsächliche Ursache für das Sjögren-Syndrom. Diese Faktoren können eine Rolle spielen:

- Umweltfaktoren.

- Genetik.

- Virusinfektionen.

Ein Umweltfaktor kann das Immunsystem verändern und später zu einer Immunschädigung führen, beispielsweise zu einer Infektion mit Hepatitis C oder dem Epstein-Barr-Virus. Da vor allem Frauen von Sjögren betroffen sind, gibt es eine Theorie, dass Östrogen, ein weibliches Hormon, eine entscheidende Rolle spielt. Dies ist jedoch nicht bewiesen.

Wie ich bereits in der Einleitung dieses Buches dargelegt habe, gibt es zwei Formen des Sjögren-

Syndroms: die primäre Form und die sekundäre Form. Unter diesen beiden Formen werden die Ursachen des Sjögren-Syndroms besprochen.

Ursachen des primären Sjögren -Syndroms

Das primäre Sjögren-Syndrom ist eine Autoimmunerkrankung, die zu trockenen Augen (Keratokonjunktivitis sicca) und Mundtrockenheit (Xerostomie) als Folge einer Infiltration der lymphatischen Tränen- und Speicheldrüsen führt. Das primäre Sjögren-Syndrom tritt nicht bei einer anderen Autoimmunerkrankung auf. Das primäre Sjögren-Syndrom kann durch eine Krankheit, Umweltfaktoren, Medikamente und sogar Lebensstiländerungen verursacht werden.

Ursachen des sekundären Sjögren-Syndroms

Das sekundäre Sjögren-Syndrom tritt bei jeder anderen Autoimmunerkrankung wie Hepatitis C, IgG4-Krankheit, Polymyositis, rheumatoider Arthritis (RA), Sklerodermie und systemischem

Lupus erythematodes auf. Das sekundäre Sjögren-Syndrom wird erkannt, wenn jemand mit einer bestehenden Autoimmunerkrankung wie Sklerodermie oder Lupus unter trockenen Augen und Mund leidet.

Symptome des Sjögren-Syndroms

Die Hauptsymptome des Sjögren-Syndroms sind trockene Augen und Mund, manche Menschen klagen über Gelenk- und Muskelschmerzen am ganzen Körper, und ich habe während meiner Episode ähnliche Dinge erlebt. Weitere Symptome sind:

- Trockener Husten oder Heiserkeit.

- Ermüdung.

- Verschwommenes Sehen.

- Abnormaler Geschmackssinn.

- Vergrößerung der Speicheldrüsen.

- Brennen oder Rötung der Augen oder
  Sandigkeit.

- Schwierigkeiten beim Kauen, Schlucken
  oder Sprechen.

- Trockene, juckende Haut.

- Müdigkeit

- Hautausschläge (meistens nach
  Sonneneinstrahlung)

- Scheidentrockenheit

Manifestationen des Sjögren-Syndroms
Mundtrockenheit kann die Lebensqualität erheblich
beeinträchtigen und grundlegende Alltagsfunktionen
wie Essen, Sprechen und Schlafen beeinträchtigen.
Eine geringe Tränensekretion kann zu chronischer
Reizung und Zerstörung des Hornhaut- und
Bulbarbindehautepithels (Keratokonjunktivitis
sicca) führen.

Bei Patienten mit SS können die Schleimdrüsensekrete der oberen und unteren Atemwege abnehmen, was zu Trockenheit in Nase, Rachen und Luftröhre führt. kann zu chronisch trockenem Husten führen. Eine geringe Sekretion der exokrinen Drüsen der Haut kann zu trockener Haut führen und vaginale Trockenheit kann Juckreiz, Reizungen und Dyspareunie verursachen. Systemische Manifestationen von SS können Lunge, Leber, Nieren, Gefäße und Blut betreffen. Bei einem kleinen Prozentsatz der SS-Patienten mit bestimmten ungünstigen Prognosefaktoren (Purpura, niedrige C4-Komplementspiegel und gemischte monoklonale Kryoglobulinämie) ist die Mortalität hoch.

Die Sjögren-Krankheit erhöht auch das Risiko für Krebs des Lymphsystems (am häufigsten Non-Hodgkin-Lymphom). Beschwerden bei leichter Berührung.

Eine Blutbeteiligung kann zu einer niedrigen Anzahl roter Blutkörperchen oder Anämie (was manchmal zu Müdigkeit und Kurzatmigkeit führt), einer niedrigen Anzahl weißer Blutkörperchen (was manchmal zu häufigen Infektionen führt) und einer niedrigen Anzahl von Blutplättchen (was manchmal zu Blutungen führt) führen.

Das Sjögren-Syndrom ist eine Autoimmunerkrankung

Das Sjögren-Syndrom ist eine chronische Autoimmunerkrankung, die auftritt, wenn das Immunsystem die Drüsen angreift, die Feuchtigkeit in Augen, Mund und anderen Körperteilen produzieren.

Auswirkungen des Sjögren-Syndroms auf den Körper

Augen: Aufgrund der geringeren Tränenproduktion fühlen sich Ihre Augen extrem trocken an.

Mund: Zu den wichtigsten oralen Manifestationen des Sjögren-Syndroms können unter anderem ein hohes Risiko für Gingivitis, orale Candidiasis, Karies und eine Vergrößerung der Speicheldrüsen gehören.

Haut: Die bei weitem häufigsten mit Sjögren verbundenen Hauterkrankungen sind Xerose oder klinisch trockene Haut und ekzematöse Dermatitis.

Nervensystem: Die ZNS-Manifestationen von pSS umfassen diffuse Anomalien (psychiatrische Veränderungen, Enzephalopathie, aseptische Meningitis und kognitive Schwierigkeiten/Demenz) sowie eine fokale oder multifokale Beteiligung des Gehirns und des Rückenmarks.

Niere: Lupusnephritis tritt auf, wenn Lupus-Autoantikörper Strukturen in Ihren Nieren beeinträchtigen, die Abfallstoffe herausfiltern.

Leber: Die hepatische Manifestation des Sjögren-Syndroms umfasst primär biliäre Zirrhose, HCV, nichtalkoholische Fettlebererkrankung und Autoimmunhepatitis.

Gelenke und Muskeln: Ihre Gelenke können aufgrund einer Entzündung schmerzhaft und geschwollen sein, oder Sie haben das Gefühl, dass verschiedene Teile Ihres Körpers, wie zum Beispiel Ihre Muskeln, schmerzen und empfindlich sind.

Blutgefäße: Vaskulitis ist eine Entzündung der Blutgefäße, die dann vernarben und zu eng werden, als dass Blut die Organe erreichen könnte.

Bauchspeicheldrüse: Bemerkenswerterweise ist die Bauchspeicheldrüse eine exokrine Drüse mit einer ähnlichen Funktion und Struktur wie die

Speicheldrüsen, und einige Studien deuten darauf hin, dass bei Sjögren -Patienten häufig eine Funktionsstörung der Bauchspeicheldrüse auftritt .

Das Gehirn: Die meisten Patienten leiden unter „Brain Fog“-Symptomen, die sich in Gedächtnislücken, Vergesslichkeit, geistiger Verwirrung und Schwierigkeiten bei der Konzentration, Organisation oder Vorwegnahme zukünftiger Ereignisse äußern.

Geschwollene Speicheldrüsen: Bestimmte Drüsen entzünden sich, was die Produktion von Tränen und Speichel verringert und die Hauptsymptome des Sjögren-Syndroms verursacht, nämlich trockene Augen und trockener Mund.

Kapitel drei

Diagnose und Behandlung des Sjögren-Syndroms

Als ich unter trockenen Augen und trockenem Mund litt und das Krankenhaus aufsuchte, führte mein Arzt folgende Schritte durch, um das Sjögren-Syndrom zu bestätigen:

Schritte zu einer richtigen Diagnose

- **Untersuchung der Augen:** Mein Arzt untersuchte die Hornhaut, den weißen Teil des Auges, auf mögliche Trockenheit.

- **Lippenbiopsie:** Mein Arzt hat Zellen aus einer Speicheldrüse entnommen. Die von ihm entnommene Probe geht ins Labor, um sie auf Anzeichen einer Entzündung zu untersuchen.

- **Krankengeschichte:** Ich wurde gefragt, ob ich bereits eine Autoimmunerkrankung sowie trockene Augen und einen trockenen Mund hätte, woraufhin mein Arzt zu dem Schluss kam, dass ich ein sekundäres Sjögren-Syndrom hätte.

- **Bluttests:** Bei der Durchführung dieser Tests wurden spezifische Antikörper im Blut nachgewiesen.

- **Bildgebende Tests:** Der hier durchgeführte spezielle Test heißt Alometrie und misst mithilfe von Röntgenstrahlen, wie viel Speichel Sie produzieren, um in die Speicheldrüsen injizierte Farbstoffe nachzuweisen.

Ein Überblick über die verfügbaren Behandlungsmöglichkeiten

Für das Sjögren-Syndrom gibt es keine Heilung, aber die Behandlungsmöglichkeiten konzentrieren sich auf die identifizierten Symptome.

Grundsätzlich lassen sich die Behandlungsmöglichkeiten für das Sjögren-Syndrom in drei grundlegende Kategorien einteilen:

- Behandlung von trockenen Augen, Augenlidreizungen (Blepharitis)

- Behandlung von Mundtrockenheit, oralen Hefepilzinfektionen und saurem Reflux.

- Behandlung von Müdigkeit und/oder vagen Symptomen schlechter Konzentration und Gedächtnisstörungen (wie Fibromyalgie).

Behandlung trockener Augen : – Die meisten Menschen bevorzugen Augentropfen, auch als (künstliche Tränen) bezeichnet, um trockene Augen zu behandeln. Es stehen mehrere Lösungen zur Verfügung. Ein Arzt kann je nach Trockenheitsgrad und Flüssigkeitsproduktion im Auge einen geeigneten Typ empfehlen.

Es gibt ein einfaches Verfahren, das als Punctumverschluss bekannt ist. Bei diesem Verfahren wird von einem Augenarzt ein winziger Pfropfen in die Tränenkanäle eingeführt. Durch die Blockierung dieses Kanals bleiben Ihre Tränen länger im Auge.

Behandlung von Mundtrockenheit: Anregung des Speichelflusses – allein das Lutschen von zuckerfreien Bonbons oder Lutschtabletten oder das Kauen von zuckerfreiem Kaugummi kann den Speichelfluss anregen.

Vorbeugung von Karies: Nach dem Essen und Snacks sollten Sie Ihre Zähne putzen und Zahnseide verwenden. Ich bevorzuge eine elektrische Zahnbürste.

Es gibt Zahnpasta, die speziell für Menschen mit Mundtrockenheit entwickelt wurde.

Integrative Ansätze zur Symptombewältigung

Wenn bei Ihnen das Sjögren-Syndrom diagnostiziert wurde, können Sie großes Glück haben. Bei herkömmlichen medizinischen Tests dauert es in der Regel etwa sechs Jahre, bis eine korrekte Diagnose gestellt wird. Die Symptome variieren von Person zu Person, und es gibt eine Reihe von Problemen, die jemanden dazu veranlassen können, von Arzt zu Arzt zu wechseln und zu versuchen, diese Erkrankung zu heilen oder in den Griff zu bekommen.

Die ersten Warnzeichen sind meist Trockenheit, Schmerzen und Müdigkeit. Die klassischen Sicca-Symptome sind trockene, körnige Augen; trockener Mund; trockene Haut und Hautausschläge; trockener Husten; vaginale Trockenheit; Gelenk- oder Muskelschmerzen; wunde Zunge oder Hals;

geschwollene Drüsen; Schilddrüsenprobleme; und allgemeine Müdigkeit und Lethargie.

Leider führt die häufige Suche nach ärztlicher Hilfe wegen eines oder zwei dieser Symptome dazu, dass Patienten von einem Spezialisten zum anderen gehen, wobei jeder von ihnen möglicherweise einen Teil des Problems behandelt. Wenn der Patient die anderen Symptome nicht berücksichtigt und beachtet, kann es zu weiteren Komplikationen wie Lungenentzündung, Pankreatitis und Vaskulitis kommen. Bei unsachgemäßer Diagnose oder Unbehandlung kann es zu weiteren Komplikationen wie starken Bauchschmerzen kommen; geschwollene Lymphknoten; Augenschmerzen oder -schmerzen; Gelbsucht; oder anhaltender Husten mit farbigem Schleim.

Kapitel Vier

Leben mit Sjögren-Syndrom

Wenn Sie Informationen zum Sjögren-Syndrom suchen, wählen Sie sorgfältig die richtige Quelle aus.

Treten Sie einer Selbsthilfegruppe der Sjögren-Syndrom-Stiftung bei, um andere Menschen mit Sjögren-Syndrom zu treffen. Sie werden sich besser fühlen, wenn Sie wissen, dass Sie nicht allein sind, Sie werden von Mitpatienten und Fachreferenten mehr über das Sjögren-Syndrom erfahren und Sie werden neue Wege finden, mit Ihrer Krankheit umzugehen.

Finden Sie einen Arzt, der sich um die gesamte Behandlung Ihres Sjögren-Syndroms kümmert und Ihr „medizinisches Versorgungsteam" leitet. In der Regel ist dies ein Rheumatologe, aber auch ein

Hausarzt oder Allgemeinmediziner kann diese Rolle übernehmen.

Anpassung an das Leben mit chronischer Krankheit

Chronische Krankheiten können beunruhigend sein und zu Unbehagen und Veränderungen im Lebensstil führen. Aber zumindest wird es sicher ein Ende haben. Sobald der Knochen oder der Bauch verheilt ist, geht es wieder normal. Dies gilt nicht für Bluthochdruck, Herzinsuffizienz, Diabetes, Arthritis, Sjögren-Syndrom oder andere chronische Erkrankungen. Da es keine „Heilung" gibt, handelt es sich um lebenslange Erkrankungen, die mit der richtigen Pflege behandelt werden können.

Mit einer chronischen Erkrankung kann man Tag für Tag leben, und wenn man sich darum kümmert, verringert sich der Schweregrad schnell.

Im Folgenden finden Sie 8 nützliche Schritte zur Bewältigung einer chronischen Erkrankung.

- **Holen Sie sich zur Information ein Rezept.** Je mehr Sie über Ihren Zustand wissen, desto besser können Sie verstehen, was passiert und warum.

- **Machen Sie Ihren Arzt zu Ihrem Partner in der Pflege.** Wir würden es deutlicher formulieren: Übernehmen Sie die Verantwortung für Ihre Pflege und überlassen Sie nicht alles Ihrem Arzt.

- **Bauen Sie ein Team auf.** Ärzte haben nicht alle Antworten. Suchen Sie die echten Experten auf.

- **Investiere in dich selbst.** Nehmen Sie sich Zeit für Bewegung und andere Freizeitaktivitäten.

- **Machen Sie es zu einer Familienangelegenheit.** Sprechen Sie mit Ihren Familienmitgliedern über Ihre Erkrankung. In Zusammenarbeit mit allen werden wir bessere Wege finden, mit dieser Krankheit umzugehen.

- **Verwalten Sie Ihre Medikamente.** Familienmitglieder sollten darüber informiert werden, welche Medikamente Sie jeweils einnehmen und wie sie diese verabreichen.

- **Hüten Sie sich vor Depressionen.** Beobachten Sie immer Ihre Stimmung und Ihr Verhalten, Sie werden wissen, wann Sie die Fahrspur verlassen.

Giftige Gewohnheiten, die Sie vermeiden sollten

- **Alkohol** . Erhöht Ihr Risiko, Mundtrockenheit zu entwickeln.

- **Tabak** . Zigarettenrauchen führt zu Mundtrockenheit, also vermeiden Sie es.

- **Koffeinhaltige Getränke** . Diese werden nicht empfohlen.

- **Vermeiden Sie sehr scharfe und stark gewürzte Speisen** . Diese können das Brennen im Mund verstärken.

- **Vermeiden Sie** trockene , klebrige und zuckerhaltige Lebensmittel.

Umgang mit emotionalen Herausforderungen und psychischer Gesundheit

Es wurde beobachtet, dass verschiedene Faktoren die Persönlichkeit eines Menschen mit Sjögren-Syndrom beeinflussen und bei betroffenen Patienten zu psychischen Veränderungen führen.

Es ist notwendig, dass solche psychischen Veränderungen so früh wie möglich erkannt und behandelt werden.

Im Folgenden finden Sie einige Möglichkeiten, wie Sie mit den emotionalen und mentalen Herausforderungen aufgrund des Sjögren-Syndroms umgehen können:

Reduziertes Aktivitätsniveau

Möchten Sie sich lieber ununterbrochen ausruhen, anstatt an irgendeiner Aktivität teilzunehmen? Wenn ja, könnten dies die ersten Anzeichen einer

Depression sein und müssen sofort behandelt werden.

Geringe Therapiecompliance

Wenn Sie bemerken, dass Sie nicht wie erwartet an der Einnahme Ihrer Medikamente interessiert sind oder Ihnen gleichgültig gegenüberstehen, wenden Sie sich schnellstmöglich an Ihren Arzt.

Verlust der Arbeitsproduktivität

Wenn bei Ihnen oder jemandem, den Sie kennen, das Sjögren-Syndrom diagnostiziert wurde, stellen Sie sicher, dass Sie Ihren Personalleiter am Arbeitsplatz informieren, damit er/sie dies gebührend zur Kenntnis nehmen und alle notwendigen Vorkehrungen treffen kann.

Erhöhte körperliche und emotionale Müdigkeit

Emotionale Müdigkeit entsteht aufgrund von Angstzuständen und Depressionen und führt zu einem Gefühl der Hoffnungslosigkeit und des

Versagens sowie zu Schlafstörungen. Denken Sie stets positiv an Ihre Gesundheit und Ihren Zustand. Vermeiden Sie jedes Gefühl, das Ihren Schlaf beeinträchtigt.

Erhöhte Wut (paranoid)

Wenn Sie merken, dass Sie sich über Menschen und Dinge ohne Grund aufregen, sollten Sie sofort Ihren Arzt aufsuchen.

Erhöhte Selbstmordtendenzen

Wenn Sie feststellen, dass Sie oder eine Ihnen nahestehende Person über Dinge wie die Sinnlosigkeit des Lebens sprechen oder sich rücksichtslos auf eine Art und Weise verhalten, die Sie oder die andere Person in Gefahr bringen könnte, konsultieren Sie sofort einen Psychologen.

Abhängig von Alkohol oder Beruhigungsmitteln

Sie sollten nicht rauchen und keine Substanzen einnehmen, die Sie Ihre Qualen vergessen lassen, und Sie sollten Bereiche meiden, in denen geraucht wird, da dies die Trockenheitssymptome verschlimmern kann.

Unterstützung von Familie, Freunden und medizinischem Personal erhalten

Als Patient von Sjögren machen Sie sich Sorgen um Ihre Gesundheit und die Ihrer Lieben; Ich weiß, dass Sie mehr über das Sjögren-Syndrom erfahren möchten.

Hier sind einige Dinge, die Sie tun können, um ein Support-Netzwerk aufzubauen:

- Erweitern Sie Ihr Wissen über das Sjögren-Syndrom, indem Sie vertrauenswürdige Websites mit Informationen zu Sjögren-Syndrom, Formen, Ursachen, Symptomen, Diagnose und Behandlung besuchen.

- Nehmen Sie mit Ihrer Familie, Ihren Freunden oder Ihrem Gesundheitsdienstleister an einem Treffen der Selbsthilfegruppe vor Ort teil.

- Laden Sie Ihren Freund oder Angehörigen zu einem Arzttermin ein.

- Registrieren Sie sich bei der Sjögren-Stiftung. Ich empfehle Ihnen, die Seite „Mitmachen" zu besuchen, um mehr zu erfahren.

Tipps für eine effektive Kommunikation mit medizinischem Fachpersonal

Vorbereitung ist der Schlüssel zum Erfolg. Bevor ich zu meinem ersten Besuch kam, schrieb ich meine Ziele für diesen Termin auf. Leider haben viele Gesundheitsdienstleister wenig Erfahrung mit Sjögren. Daher liegt es in meiner Verantwortung, sie mit Informationen über meine Krankheit zu aktualisieren.

Stellen Sie Ihrem Fachmann diese Fragen:

- Wie viele Patienten haben Sie mit Sjögrens behandelt?

- Wie viele Jahre Erfahrung haben Sie in der Behandlung dieser Erkrankung?

- Wie viele Patienten haben Sie erfolgreich betreut?

Wenn ein Arzt nicht offen dafür ist, etwas über Sjögrens Krankheit zu erfahren, dann weiß ich sofort, dass diese Beziehung nicht gut ist. Nachfolgend finden Sie Dokumente, die ich während eines vereinbarten Termins mit meinem Arzt griffbereit halte:

- Kopien meiner letzten Labor- und Testergebnisse.

- Eine getippte Liste meiner aktuellen Medikamente/Nahrungsergänzungsmittel mit Dosierung.

Die Bereitstellung dieser Listen für meinen neuen Arzt trägt dazu bei, meinen Termin zu beschleunigen, und dient als Indikator dafür, dass es mir ernst damit ist, eine umsetzbare Rolle bei der Bewältigung meiner Gesundheit zu übernehmen.

Kapitel fünf

Umgang mit Symptomen

Derzeit gibt es keine Heilung für das Sjögren-Syndrom, es gibt jedoch Behandlungen, die helfen, die Symptome zu lindern.

Trockene Augen verstehen

Trockene Augen treten auf, wenn Ihre Augen nicht genügend Tränen produzieren, um feucht zu bleiben, oder wenn Ihre Tränen aufgrund der Autoimmunerkrankung „Sjögren-Syndrom" nicht richtig funktionieren. Dies kann zu einem unangenehmen Gefühl in den Augen führen und in manchen Fällen auch zu verschwommenem Sehen führen.

Nachfolgend finden Sie eine Liste der Symptome trockener Augen:

- Stechen oder Brennen im Auge

- rote Augen

- Lichtempfindlichkeit

- Verschwommenes Sehen

Woher weiß ich, ob bei mir das Risiko trockener Augen besteht?

Jeder kann trockene Augen bekommen, aber die Wahrscheinlichkeit, dass Sie trockene Augen haben, ist höher, wenn Sie:

- Sind 40 Jahre oder älter.

- Sind ein Weibchen.

- Trage Kontaktlinsen.

Was sind die Ursachen für trockene Augen?

Wenn Ihre Drüsen sich weigern, genügend Tränen zu produzieren. Das bedeutet, dass:

- Unfähigkeit der Drüsen, ausreichend Tränen zu produzieren, um die Augen feucht zu halten.

- Deine Tränen trocknen zu schnell

- Deine Tränen fließen nicht genug heraus, um deine Augen feucht zu halten.

Was ist die Behandlung für trockene Augen?

Trockene Augen werden entsprechend der Ursache der Symptome behandelt.

Nachfolgend finden Sie einige der wenigen Behandlungsmöglichkeiten für trockene Augen:

Rezeptfreie Augentropfen. Trockene Augen können mit künstlichen Tränen effektiv behandelt werden .

Verschreibungspflichtige Medikamente. Cyclosporin (Restasis) ist ein Medikament, das zur Behandlung trockener Augen verschrieben wird.

Diese Medikamente sind gut genug, um Ihnen beim Tränenfluss zu helfen.

Änderungen des Lebensstils. Stellen Sie sicher, dass Sie auf Dinge verzichten, die Ihre Symptome verstärken .

Ihre Augen sind in gutem Zustand, wenn Sie:

- Vermeiden Sie Rauch, Wind und Klimaanlagen

- Tragen Sie eine umlaufende Sonnenbrille, wenn Sie draußen sind

- Schlafen Sie ausreichend – etwa 7 bis 8 Stunden pro Nacht

Umgang mit Mundtrockenheit und Zahnpflege

Jeder Mensch braucht Speichel, um seinen Mund zu befeuchten und zu reinigen und um Nahrung zu verdauen. Speichel verhindert auch Infektionen, indem er die Aktivitäten von Bakterien und Pilzen im Mund kontrolliert.

Was verursacht Mundtrockenheit?

Trockener Mund kann verursacht werden durch:

- **Nebenwirkungen bestimmter medizinischer Behandlungen.** Einige Medikamente, die wir einnehmen, können zu Mundtrockenheit führen, wie unter anderem Venlafaxin, Duloxetin, Albuterol, Zolmitriptan.

- **Nervenschäden.** Ein trockener Mund kann die Folge einer Nervenschädigung im Kopf- und Halsbereich aufgrund einer Verletzung oder Operation sein.

- **Chirurgische Entfernung der Speicheldrüsen.**

- **Lebensstil.** Rauchen oder Kautabak kann die Speichelproduktion beeinträchtigen und zu Mundtrockenheit führen.

Symptome von Mundtrockenheit?

Zu den häufigsten Symptomen gehören:

- Ein klebriges, trockenes Gefühl im Mund

- Häufiger Durst

- Ein trockenes Gefühl im Hals

- Eine trockene, rote, raue Zunge

- Heiserkeit, trockene Nasengänge, Halsschmerzen

Warum ist Mundtrockenheit ein Problem?

Mundtrockenheit verursacht nicht nur die oben genannten Symptome, sondern erhöht auch das Risiko für Gingivitis (Zahnfleischerkrankung), Karies und Mundinfektionen wie Soor.

Bewältigung der Ursachen von Mundtrockenheit

Wenn Sie glauben, dass Ihr trockener Mund durch ein bestimmtes Medikament verursacht wird, das Sie einnehmen, sprechen Sie mit Ihrem Arzt. Der Arzt kann die von Ihnen eingenommene Dosis anpassen oder Sie auf ein Arzneimittel umstellen, das keinen trockenen Mund verursacht.

Wenn der medizinische Zustand, der die Mundtrockenheit verursacht, jedoch nicht behoben werden kann – zum Beispiel, wenn die Speicheldrüse geschädigt wurde oder eine Folge der Krankheit selbst ist.

Vorbeugung von Karies aufgrund von Mundtrockenheit

Befolgen Sie diese Schritte, um Karies und Mundtrockenheit vorzubeugen:

- Sorgen Sie für eine gute Mundhygiene, indem Sie mindestens zweimal täglich die Zähne putzen.

- Benutzen Sie täglich Zahnseide

- Verwenden Sie Zahnpasta, die Fluorid enthält

- Besuchen Sie regelmäßig Ihren Zahnarzt und Optiker für eine Routinekontrolle Ihres Mundes und Ihrer Augen.

Bekämpfung von Gelenkschmerzen und Müdigkeit

Gelenkschmerzen und Müdigkeit treten nicht alleine auf, sondern sind Symptome bestimmter Krankheiten wie Grippe und Sjögren-Syndrom.

Ursachen für Gelenkschmerzen und Müdigkeit

Die folgenden Ursachen für plötzlich auftretende Gelenkschmerzen und Müdigkeit sind:

- Lupus

- Brucellose

- Rheumatoide Arthritis

- Impfungen

- Influenza-Virus

- Septische Arthritis

Symptome von Gelenkschmerzen und Müdigkeit

Die folgenden Symptome treten bei Gelenkschmerzen und Müdigkeit auf:

- Schwierigkeiten beim Atmen

- Brustschmerzen oder Druck

- neue Verwirrung

- Schwierigkeiten, wach zu bleiben

- starke Muskelschmerzen

- schwere Schwäche oder Gleichgewichtsverlust

- Mangel an Wasserlassen

- Anfälle

Umgang mit Haut- und organbezogenen Symptomen

Eines der auffälligsten Symptome des Sjögren-Syndroms ist trockene Haut.

Hier finden Sie Schritte zur Pflege Ihrer Haut, wenn Sie am Sjögren-Syndrom leiden.

Besuchen Sie einen Dermatologen

Konsultieren Sie einen Dermatologen, wenn Sie Ausschläge auf Ihrer Haut bemerken.

Schützen Sie Ihre Haut vor Sonnenlicht

Im Folgenden erfahren Sie, wie Sie Ihre Haut vor Sonnenlicht schützen:

Verwenden Sie milde Seifen auf Ihrer Haut

Verwenden Sie Seifenstücke, die Glycerin enthalten, anstelle von Seifenstücken, die Duftstoffe und andere chemische Inhaltsstoffe enthalten.

Trocknen Sie Ihre Haut nicht vollständig aus

Stellen Sie sicher, dass Ihre Haut nach dem Baden nicht vollständig gereinigt ist, da sonst Feuchtigkeit auf Ihre Haut gelangen kann.

Der Luftbefeuchter sollte in trockenen Umgebungen aufgestellt werden

In Umgebungen mit trockener Luft sollte ein Luftbefeuchter verwendet werden. Eine Luftfeuchtigkeit zwischen 30 % und 50 % ist ideal, um in Innenräumen angenehm durchatmen zu können. Achten Sie jedoch darauf, die Luftfeuchtigkeit nicht zu hoch zu erhöhen, da dies die Entstehung von Allergenen und Schimmel begünstigen kann.

Umgang mit organbezogenen Symptomen (Nervensystem)

Wenn ein Nervensystem überreaktiv ist, treten folgende Symptome auf:

- Angst

- Schlaflosigkeit

- Panikattacken

- Gefühle der Hoffnungslosigkeit

- Erschöpfung

- Hypertonie (Bluthochdruck)

Wie erhält man ein ruhiges Nervensystem?

Sie benötigen nicht immer verschreibungspflichtige Pillen, um Ihr Nervensystem zu heilen. (Allerdings müssen Sie Ihren Arzt konsultieren, wenn Sie Symptome haben!)

Setzen Sie Ihr Nervensystem mit den folgenden einfachen Schritten zurück:

- Übe tiefes Atmen

Wenden Sie die Emotional Freedom Technique (EFT) an

Es gibt 5 Schritte, die Sie unter (EFT) befolgen können:

- Informieren Sie sich über Ihren Zustand.

- Legen Sie einen Benchmark-Intensitätsgrad zwischen 0 und 10 fest.

- Akzeptiere von ganzem Herzen, wer du bist.

- Beginnen Sie, sich positive Ereignisse aus der Vergangenheit zu merken.

- Schätzen Sie sich selbst ein, wenn Sie in Ihren Sorgen einen Wert von 0 erreicht haben.

Reduzieren Sie Ihren Adrenalinausstoß auf natürliche Weise

Haben Sie darüber nachgedacht, dass Ihr Körper durch intensive Fernsehsendungen und True-Crime-

Podcasts einen Adrenalinschub erleben könnte? Beachten Sie, dass Ihr Nervensystem den Unterschied zwischen einem stressigen Ereignis im wirklichen Leben und einem stressigen Ereignis im Fernsehen nicht kennt.

Die folgenden Aktivitäten helfen Ihnen, Ihren Adrenalinspiegel zu senken:

- Verbringen Sie mehr Zeit im Freien
- Identifizieren Sie die Hauptursache Ihrer Erkrankung
- Machen Sie Atemübungen
- Beginnen Sie mit der Meditation
- Reduzieren Sie die Koffeinaufnahme
- Treiben Sie regelmäßig Sport
- Versuchen Sie, an Yoga teilzunehmen
- Führen Sie Muskelentspannungstechniken durch.

Kapitel sechs

Diät und Ernährung

Anstatt die Nährstoffe und gesunden Proteine in Ihrer Ernährung zu erhöhen, reduziert oder eliminiert die Sjögren-Diät Lebensmittel, die Entzündungen verursachen oder allergische Reaktionen auslösen können.

Bedeutung einer ausgewogenen Ernährung beim Sjögren-Syndrom

Die Aufgabe des Arztes sollte darin bestehen, geeignete und evidenzbasierte Ernährungs- und Ergänzungsmittel zur Reduzierung systemischer Entzündungen zu unterstützen, die das Fortschreiten der Krankheit verlangsamen und zur Linderung der Symptome beitragen können.

Es scheint, dass Diäten, die auf die Reduzierung von Entzündungen ausgerichtet sind, die Symptomatik positiv beeinflussen können. Es gibt zwar keine eindeutigen Belege dafür, welche Diät zu bevorzugen ist, aber es ist wahrscheinlich, dass die Anleitung von Patienten zu gesünderen Essgewohnheiten, die ihren Ernährungsbedürfnissen entsprechen, bei der Krankheitsbewältigung nur hilfreich sein kann.

Im Folgenden wird die Bedeutung einer ausgewogenen Ernährung beim Sjögren-Syndrom erläutert

- Eine ausgewogene Ernährung kann dazu beitragen, die Immunantwort zu modulieren und dadurch die Symptomatik zu verbessern oder sogar zur Vorbeugung der Erkrankung beizutragen.

- Entzündungshemmende Diäten fördern oft eine höhere Aufnahme von Omega-3-Fettsäuren, was zu einem gesünderen

Gleichgewicht mit Omega-6- und -9-Fettsäuren führt.

- Der Zusatz von Kurkuma zu Nahrungsmitteln oder die Einnahme als Nahrungsergänzungsmittel kann in einem umfassenden Ernährungsplan zur Bekämpfung von Entzündungen hilfreich sein.

Lebensmittel, die Symptome lindern können

Etwa 90 % der Menschen mit Sjögren-Syndrom haben Magen-Darm-Probleme. Nachfolgend sind einige Ernährungspräferenzen aufgeführt, die zur Linderung des Sjögren-Syndroms beitragen:

Omega-3-Fettsäuren

Dazu gehören Lebensmittel wie Fisch, Nüsse, Olivenöl und Avocados, die alle entzündungshemmend wirken.

Bio-Fleisch

Die folgenden Fleischsorten sind für Sjögren-Patienten geeignet: Rind (Rind), Schaf, Geflügel, Grasschneider und Kaninchen.

Ganzes Obst und Gemüse

Die vielen bunten Obst- und Gemüsesorten stecken voller entzündungshemmender Nährstoffe.

Gesunde Früchte gegen Sjögren-Syndrom

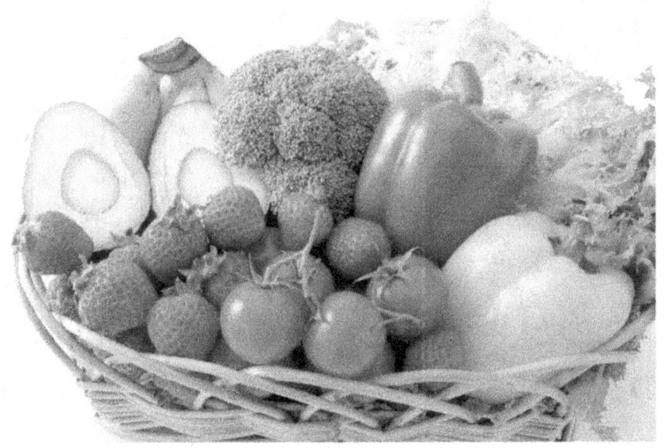

Hohe Faser

Linsen, Kidneybohnen, Quinoa, Hafer und mehr sind allesamt ballaststoffreiche Lebensmittel, die Entzündungssymptome lindern.

Gewürze und Kräuter

Verschiedene Gewürze wie Knoblauch oder Kurkuma sind seit langem für ihre entzündungshemmende Wirkung bekannt .

Spezifische Nährstoffe und Nahrungsergänzungsmittel, die nützlich sein können

Eine Reihe von Eingriffen unter Verwendung spezifischer Naturprodukte und Nährstoffe können therapeutische Vorteile beim Sjögren-Syndrom bieten. **Omega-3-Fettsäuren**

Gamma-Linolensäure

Die Omega-6-Fettsäure Gamma-Linolensäure (GLA) hat entzündungshemmende Eigenschaften.

Extrakt aus weißen Pfingstrosen

Pfingstrosenglykoside sind biologisch aktive Bestandteile der Wurzel der weißen Pfingstrose (*Paeonia*), einem traditionellen chinesischen Heilkraut.

Lactoferrin

Lactoferrin ist ein eisenbindendes Protein, das in der Muttermilch und anderen Körpersekreten, einschließlich Speichel und Tränen, vorkommt.

Vitamin-D

Es ist erwiesen, dass Vitamin-D-Präparate bei der Behandlung trockener Augen wirksam sind und vor Komplikationen aufgrund des Sjögren-Syndroms schützen. Bei Autoimmunerkrankungen ist es sinnvoll, täglich 1.200 bis 1.800 IE Vitamin D einzunehmen.

N-Acetylcystein

Reaktive Sauerstoffspezies werden mit Hilfe von N-Acetylecystein (NAC) eliminiert, da NAC entzündungshemmende Eigenschaften besitzt. Untersuchungen haben gezeigt, dass NAC zur Behandlung verschiedener Krankheitszustände, insbesondere von Autoimmunerkrankungen, eingesetzt werden kann.

Maqui-Beeren-Extrakt (*Aristotelia chilensis*)

Die Maqui-Beere (*Aristotelia*) ist eine tropische Beere, die reich an Anthocyanpigmenten ist, die den Beeren eine dunkelrote oder violette Farbe verleihen (Watson 2015). In seiner Heimat Chile wird die Maqui-Beere seit Jahrhunderten als traditionelle Medizin zur Förderung der Wundheilung und zur Verbesserung von Ausdauer und Kraft eingesetzt (Romanucci 2016).

Probiotika

Probiotika haben die Fähigkeit, das Immunsystem bei entzündlichen Erkrankungen zu schwächen. Eine entzündliche Erkrankung hat aufgrund des Vorhandenseins von Probiotika eine geringere Wirkung auf das Immunsystem.

Grüner Tee Extrakt

Laut New York (Reuters Health) heißt es, dass grüner Tee eine Verbindung enthält, die Typ-1-Diabetes senken oder besser noch verhindern kann.

Grüner Tee enthält viele Antioxidantien, die Entzündungen, Zelltod und sogar Krebs vorbeugen können.

Ein Extrakt aus grünem Tee kann helfen, dem Sjögren-Syndrom vorzubeugen „Medical College of Georgia, März 2007"

Resveratrol

Resveratrol ist ein pflanzliches Polyphenol mit entzündungshemmender, oxidativem Stress reduzierender und immunmodulierender Wirkung.

Eisen, Vitamin B12 und Folsäure

Bei Personen mit primärem Sjögren-Syndrom kommt es häufig zu Eisen- und Vitaminmangel. Ein Vitamin-B12-Mangel beim Sjögren-Syndrom resultiert hauptsächlich aus einer Malabsorption dieses Vitamins. (Sugaya 1995; Maury 1985).

Hohe Homocysteinspiegel fördern die Neurodegeneration und erhöhen das Risiko für Herz-Kreislauf-Erkrankungen (Stanger 2009; Ganguly 2015). Die frühzeitige Erkennung dieser Nährstoffdefizite und deren Auffüllung durch geeignete orale Nahrungsergänzung können möglicherweise schwerwiegende Komplikationen verhindern und die allgemeine Gesundheit von Menschen mit Sjögren-Syndrom schützen (Andres 2001).

Tipps, um hydriert zu bleiben und Unterernährung vorzubeugen

Etwa 20 % unserer täglichen Flüssigkeitsaufnahme stammt aus der Nahrung, der Rest aus der Flüssigkeit, die wir trinken.

Die Menge an Wasser, die Sie zu sich nehmen, hängt vom Geschlecht ab, das Ihnen bei der Geburt zugewiesen wurde.

Tipps, um hydriert zu bleiben

- **Investieren Sie in eine lustige oder ausgefallene Wasserflasche.** Eine gute Wasserflasche kann als visuelle Erinnerung daran dienen, den ganzen Tag über mehr Wasser zu trinken.

- **Konzentrieren Sie sich auf die Signale Ihres Körpers.** Manchmal essen wir zu viel, weil wir Durst mit Hunger verwechseln.

- **Trinken Sie vor jeder Mahlzeit ein Glas Wasser.**

- **Überprüfen Sie die Farbe Ihres Urins.**

- **Tauschen Sie zuckerreiche Getränke gegen Mineralwasser oder Selters.**

- **Setzen Sie sich ein Tagesziel.**

Mangelernährung vorbeugen

Ihr Essverhalten sollte folgendermaßen aussehen:

- Viel Obst und Gemüse

- Essen Sie viel Reis, Brot, Kartoffeln und Nudeln

- Essen Sie einige Proteine wie Fleisch, Eier, Fisch und Bohnen

- Snack zwischen den Mahlzeiten

- Trinken Sie Getränke, die viele Kalorien enthalten

Kapitel sieben

Bewegung und körperliche Aktivität

Es gibt viele Arten körperlicher Aktivität, darunter unter anderem Schwimmen, Laufen, Joggen, Walken und Tanzen.

Solange es moderat durchgeführt wird, reduzieren Bewegung und körperliche Aktivität chronische Entzündungen.

Einfluss regelmäßiger Bewegung auf das Sjögren-Syndrom

1. Durch Bewegung können Sie sich besser fühlen

Es hat sich gezeigt, dass Bewegung Ihre Stimmung verbessert und Depressions-, Angst- und Stressgefühle reduziert.

3. Sport kann Ihr Energieniveau steigern. Regelmäßige körperliche Aktivität verbessert Ihre Muskelkraft und steigert Ihre Ausdauer.

4. Bewegung kann die Gesundheit der Haut fördern . Durch Bewegung werden Ihre Hautzellen genährt. Sauerstoff und Nährstoffe werden über das Blut zu lebenden Zellen im ganzen Körper und über die Haut transportiert.

5. Bewegung kann zur Entspannung beitragen und die Schlafqualität verbessern. Bewegung verbessert den Schlaf. Sport verkürzt auch die Einschlafzeit. Es führt zu einer besseren Schlafstimmung und einer verbesserten psychischen Gesundheit.

7. Sport kann Schmerzen lindern. Regelmäßige Bewegung beugt Gelenkschmerzen, Muskelverspannungen und einer guten Durchblutung vor.

8. Bewegung kann ein besseres Sexualleben fördern

Sport steigert nachweislich den Sexualtrieb. Sport kann dazu beitragen, das sexuelle Verlangen, die Funktion und die Leistungsfähigkeit von Männern und Frauen zu verbessern.

Vorteile regelmäßiger körperlicher Aktivitäten

Körperliche Aktivität ist wichtig für Ihre allgemeine Gesundheit. Hier werfen wir einen Blick auf einige der Vorteile regelmäßiger Bewegung oder körperlicher Betätigung und was die Forschung zeigt.

1. Bessere Herzgesundheit

Für eine bessere Herzgesundheit körperliche Aktivität:

- Stärkung des Herzmuskels

- hilft, Blutdruck und Blutfett zu kontrollieren

- Entzündungen reduzieren

2. Geringeres Schlaganfallrisiko

Ausreichende körperliche Aktivität kann auch das Risiko eines Schlaganfalls verringern.

3. Stärkere Muskeln und Knochen

Sport hilft Ihren Muskeln, stärker zu werden. sie haben eine bessere Wirkung auf die Knochen. Je härter die Übung, desto stärker werden diese Knochen gestärkt. Wenn Sie nicht regelmäßig Sport treiben, werden Ihre Muskeln mit der Zeit sehr schwächer.

4. Mehr Energie

Aerobic-Übungen sind gut zur Verbesserung des Energieniveaus. Der Herzschlag und der Sauerstoffverbrauch des Körpers erhöhen sich, was zu einer besseren Herz-Kreislauf-Bedingung führt.

6. Besserer Schlaf

Trainieren Mindestens eine Stunde täglich, insbesondere abends, kann Ihr Schlafniveau verbessern und eine gute Schlafqualität fördern.

Übung mit geringer Belastung, geeignet für Personen mit Gelenkschmerzen

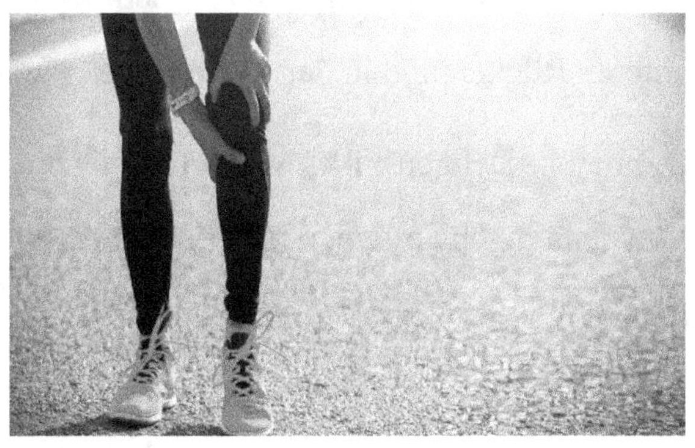

Wenn Sie unter Arthritis oder Gelenkschmerzen leiden, haben Sie vielleicht von Ihren Freunden oder sogar Ihrem Arzt gehört, dass Bewegung eine gute Möglichkeit ist, Gelenkschmerzen zu lindern. Es stimmt zwar, dass einige Übungen schmerzhaft sein können, insbesondere wenn Sie an Arthritis leiden, aber nicht jede Übung muss so anstrengend für Ihre

Gelenke sein. Nachfolgend finden Sie 7 Übungen, die sich hervorragend gegen Gelenkschmerzen eignen:

- **Gehen** – Wenn Sie nicht gehen, bedeutet das, dass Sie zu viel sitzen, was zu Schmerzen im unteren Rücken und in der Hüfte führen kann.

- **Dehnen** – Dehnen hilft, Muskelschmerzen und Verspannungen zu lindern sowie die Flexibilität, Beweglichkeit und Bewegungsfreiheit zu erhöhen, was wiederum dazu beiträgt, Gelenkschmerzen zu lindern.

- **Kerntraining** – Die folgenden Übungen eignen sich gut zur Verbesserung von Kraft, Gleichgewicht, Koordination und Kernkraft, wodurch Sie Ihre Fähigkeit zur Teilnahme an anderen Übungen verbessern und Gelenkschmerzen lindern können.

Yoga – Yoga ist eine Übung mit geringer Belastung, die dabei helfen kann, Koordination, Gleichgewicht, Kraft, Flexibilität und Bewegungsfreiheit zu verbessern. Yoga kombiniert Dehnübungen und Körperhaltungen mit Atem- und Meditationsübungen, die zur Verbesserung des Körperbewusstseins beitragen. Die Kombination aus Muskelstärkung, erhöhter Flexibilität und Körperbewusstsein trägt zu einer deutlichen Verbesserung des Gleichgewichts bei.

Stärke erhöhen, Auswirkungen verringern Menschen, die an rheumatoider Arthritis leiden, haben ein erhöhtes Risiko für Herzerkrankungen und können von Aerobic-Übungen stark profitieren. Nachfolgend finden Sie einige Übungen mit erhöhter Herz-Kreislauf-Intensität, die Ihre Gelenke dennoch weniger belasten.

- **Wassergymnastik** – Wassergymnastik beinhaltet viele der hochintensiven Übungen eines typischen Aerobic-Kurses, ist jedoch aufgrund der Gewichtsverlagerung des Wassers nur von geringer Wirkung.

- **Radfahren** – Das Treten eines Fahrrads hat eine viel geringere Belastung für Knie und Knöchel als Laufen oder Gehen, was es zu einer großartigen Aerobic- und Kräftigungsübung für den Unterkörper macht.

Krafttraining

Einer der Hauptaspekte aller oben aufgeführten Aerobic-Übungen ist, dass sie alle auch Krafttrainingsübungen bieten. Wenn Sie Ihre Muskeln stärken, werden die Gelenke weniger belastet.

Belastungsübungen: – **Belastungsübungen** umfassen Übungen zum Muskelaufbau mit freien Gewichten, Geräten oder Widerstandsbändern.

Vorteile von Übungen mit geringer Belastung, die für Personen mit Gelenkschmerzen geeignet sind

Übungen mit geringer Belastung tragen dazu bei, die unteren Gelenke beim Bewegen zu belasten. Beispiele hierfür sind stationäres oder liegendes Radfahren, Training auf dem Crosstrainer oder Bewegung im Wasser.

Erstellen eines auf die individuellen Bedürfnisse und Einschränkungen zugeschnittenen Trainingsprogramms

Wenn Sie darüber nachdenken, mit dem Training zu beginnen, aber nicht wissen, wo Sie anfangen sollen, ist dieses Buch genau das Richtige für Sie. Hier finden Sie alles, was Sie wissen müssen, um mit einer Routine zu beginnen und innerhalb Ihrer Grenzen zu bleiben.

Warum Sport treiben?

Regelmäßige Bewegung kann dazu beitragen, die geistige Leistungsfähigkeit zu verbessern, das Risiko chronischer Erkrankungen zu verringern und Ihr Gewicht zu kontrollieren.

Gängige Übungsarten

Es gibt verschiedene Arten von Übungen, darunter Schwimmen, Laufen, Tanzen, Cardiogeräte, Walken, Wandern, Langlaufen und Kickboxen.

Kapitel Acht

Schlaf- und Müdigkeitsmanagement

Unter Schlaflosigkeit versteht man die Unfähigkeit, sich nachts schläfrig zu fühlen. Dieser Schlafmangel kann frustrierend sein und Ihren Alltag und Ihre Lebensqualität beeinträchtigen.

Den Zusammenhang zwischen Sjögren-Syndrom und Müdigkeit verstehen

Ich habe mir die folgenden Unterarten von Müdigkeit ausgedacht, bei denen Ihre Erfahrung möglicherweise anders ausfällt:

- **Grundlegende Müdigkeit:** Menschen mit dieser Müdigkeit haben Schwierigkeiten, morgens aus dem Bett zu kommen, und dies hindert jemanden daran, seinen täglichen Routineaktivitäten nachzugehen .

- **Plötzliche Müdigkeit:** Sie tritt plötzlich auf und ich muss mit dem, was ich gerade mache, aufhören und mich einfach hinsetzen (sobald ich kann).

- **Phänomen des geschmolzenen Bleis:** Es fühlt sich an, als ob jemand geschmolzenes Blei in meinen Kopf und auf alle meine Gliedmaßen gegossen hätte, während ich geschlafen habe. Meine Muskeln und Gelenke schmerzen und alles zu tun ist, als würde ich mit schweren Gewichten laufen.

- **Müdigkeit im Zusammenhang mit anderen körperlichen Ursachen:** Müdigkeit im Zusammenhang mit anderen körperlichen Ursachen, wie Schilddrüsenproblemen oder Anämie oder anderen Krankheiten, die das Sjögren-Syndrom überlagern.

- **Müdigkeit, die von einer chronischen Krankheit herrührt, die einfach nicht aufhört:** Es gibt Müdigkeit, die mit der Unsicherheit einer chronischen Krankheit einhergeht.

Strategien zur Verbesserung der Schlafqualität und zur Bewältigung der Tagesmüdigkeit

Die Auswirkungen von langfristigem Schlafentzug können weitaus schwerwiegender sein und das Risiko für koronare Herzkrankheit, Schlaganfall, Diabetes, Fettleibigkeit und Alzheimer erhöhen . Im Folgenden finden Sie die 7 besten Möglichkeiten zur Verbesserung der Schlafqualität:

Die 10 besten Möglichkeiten zur Verbesserung der Schlafqualität

1. Nehmen Sie sich Zeit zum Entspannen

Stellen Sie sicher, dass Sie jeden Tag genügend Zeit zum Entspannen einplanen. Dies trägt zur Verbesserung Ihrer Schlafqualität bei.

2. Schaffen Sie eine erholsame Umgebung

Stellen Sie sicher, dass Ihr Ruheplatz, einschließlich Ihres Bettes, für Sie bequem ist.

3. Lebensmittel zum Schlafen

Der Verzehr von Milch, Hühnchen, Truthahn und Kürbiskernen kann Ihren Schlaf erheblich verbessern.

4. Zu vermeidende Lebensmittel

Vermeiden Sie scharfes Essen und Alkohol vollständig.

5. Dunkelheit fördert den Schlaf

Stellen Sie vor dem Schlafengehen sicher, dass das Licht ausgeschaltet ist, denn Dunkelheit fördert den Schlaf sehr.

6. Vermeiden Sie den Konsum von Koffein bis spät in die Nacht

Wenn Sie spät abends Koffein einnehmen, wird Ihr Nervensystem aktiviert, was dazu führen kann, dass Sie sich nachts nicht entspannen können.

7. Reduzieren Sie Ihre Mittagsschläfchen

Tagsüber ein kleines Nickerchen zu machen, ist gut für Ihre Gesundheit, während langes Nickerchen tagsüber Ihren Schlaf beeinträchtigen kann. Wenn Sie tagsüber schlafen, denkt Ihr Körper möglicherweise, dass Sie den ganzen Tag geschlafen haben, was zu Schlafstörungen führt.

8. Jeden Tag zur gleichen Zeit schlafen und aufwachen

Die Einhaltung Ihrer Schlafpläne und Ihres Aufstehens kann dazu beitragen, Ihre Schlafqualität zu verbessern.

9. Eine Melatonin-Ergänzung einnehmen

Melatonin, ein Schlafhormon, teilt Ihrem Gehirn jeden Tag die richtige Zeit für Entspannung und Schlaf mit.

10. Nehmen Sie keinen Alkohol

Ein paar Drinks am Abend wirken sich auf Ihre Hormone und Ihren Schlaf aus.

Bewältigung der Tagesmüdigkeit

Die folgenden Schritte helfen Ihnen dabei, Ihren Tagesschlaf in den Griff zu bekommen.

- **Essen Sie oft, um Müdigkeit zu bekämpfen**

- **Beweg dich**

- **Genug Schlaf bekommen**

- **Reduzieren Sie Stress, um die Energie zu steigern**

- **Verzichten Sie auf Koffein**

- **Trinken Sie weniger Alkohol**

- **Trinken Sie mehr Wasser für mehr Energie**

Schaffen Sie eine schlaffreundliche Umgebung und Schlafenszeitroutine

Wenn Sie eine Schlafroutine erstellen, die zu Ihnen passt, können Sie jede Nacht ausreichend schlafen. Berücksichtigen Sie beim Erstellen Ihrer Schlafenszeitroutine Folgendes:

Schaffen Sie eine schlaffreundliche Umgebung – sorgen Sie dafür, dass das Schlafzimmer komfortabel und entspannend ist

- Minimieren Sie den Geräuschpegel und machen Sie den Raum dunkel und kühl

- Entfernen Sie Fernseher und Computer aus dem Schlafzimmer

Halten Sie einen konsistenten Schlafplan ein – verwenden Sie an Wochentagen und Wochenenden die gleiche Schlafenszeitroutine

- Erstellen Sie eine Schlafenszeitroutine (Duschen, Pyjamas und Zähneputzen)

- Legen Sie eine Zeit fest, die Sie daran erinnert, jeden Tag ins Bett zu gehen.

Kapitel Neun

Aufbau von Resilienz und Selbstfürsorge

Resilienz ist die Fähigkeit, sich an Widrigkeiten gut anzupassen, beispielsweise wenn Sie persönliche oder familiäre Probleme, einen ernsten Gesundheitszustand, Arbeitsstress, Geldmangel oder andere Schwierigkeiten haben. Es ist die Fähigkeit, sich von Herausforderungen zu erholen.

- **Förderung von Selbstpflegepraktiken zur Stressreduzierung und Verbesserung des Wohlbefindens**

- **Achten Sie auf Ihre körperliche Selbstfürsorge**

- **Machen Sie Bewegung zur Routine.**

- **Wählen Sie eine gesunde Ernährung.**

Ändern Sie Ihre Einstellung zu Problemen und Herausforderungen

Betrachten Sie stressige Ereignisse als Gelegenheit zum Lernen und Wachsen.

Bauen Sie Ihre emotionale Widerstandsfähigkeit auf, um Ihre Herausforderungen zu meistern

Denken Sie an andere Menschen, die Sie kennen, und bewundern Sie diejenigen, die belastbar sind, egal, ob es sich um Persönlichkeiten des öffentlichen

Lebens oder um Menschen handelt, die Sie vielleicht aus Ihrem Privat- oder Arbeitsleben kennen.

Halte es einfach

In stressigen Zeiten ist es am wichtigsten, Ihr Leben zu vereinfachen.

Vereinfachen Sie Ihre Routinen und setzen Sie Grenzen, um Ihre Zeit zu schonen. Planen Sie einfache Mahlzeiten. Vermeiden Sie es, sich auf zu viele Aktivitäten einzulassen oder sich zu sehr zu engagieren.

Üben Sie Entspannungstechniken

Tiefes Atmen, Meditation, Achtsamkeit und Yoga sind vier weit verbreitete Entspannungstechniken, die zur Verbesserung des geistigen und körperlichen Wohlbefindens beitragen können.

Techniken zur Bewältigung von Stress und Angst im Zusammenhang mit dem Sjögren-Syndrom

Der Umgang mit dem Sjögren-Syndrom kann stressig und beängstigend sein, weshalb viele Angst vor der Behandlung dieser Erkrankung haben. Hier sind einige Techniken, die Sie anwenden könnten.

Verstehen Sie Ihre Symptome
Behalten Sie durchgehend einen positiven Lebensstil bei

Sie sollten stets einen fitten und aktiven Lebensstil pflegen. Erstellen Sie einen Plan für die Verwaltung Ihrer Freizeit und Arbeit.

Vermeiden Sie alles, was Ihre Symptome auslöst

Autoimmunerkrankungen wie das Sjögren-Syndrom werden wahrscheinlich durch Umweltfaktoren wie Umweltverschmutzung, Infektionen, bestimmte Medikamente, Ernährung und Allergene ausgelöst.

Versuche zu entspannen

Durch die richtige Entspannung werden Sie dauerhaft von Angstzuständen und Depressionen befreit.

Achtsamkeits- und Meditationsübung zur Bewältigung chronischer Krankheiten

Chronische Krankheiten können viele verschiedene Formen annehmen, aber die Gefühle, die damit normalerweise einhergehen, sind fast die gleichen – Angst, Verwirrung, Depression und Stress.

Wenn ich Leuten erzähle, dass Meditation mir bei der Bewältigung chronischer Krankheiten geholfen hat, wirken sie oft skeptisch. Aber in meinem eigenen Leben und für den Diabetiker, mit dem ich gearbeitet habe, habe ich festgestellt, dass Meditation ein wirkungsvolles Bewältigungs- und Heilungsinstrument sein kann.

Die Kraft der Achtsamkeit

Der Mensch tut dies ständig, meistens ohne sich dessen bewusst oder achtsam zu sein. Wir verbringen unseren Tag, tun. Tut es immer. Nur selten einfach nur sein.

Aber gerade bei einer chronischen Krankheit ist es wichtig, sich ein paar Minuten Zeit zu nehmen, um ruhig zu sein und nachzudenken.

Meditation anwenden

Ich hoffe, dass Sie diese Richtlinien nutzen, um in Ihrer Freizeit Mediation zu üben:

- Bleiben Sie konzentriert. Eine einfache Bestätigung und erneute Fokussierung auf den Atem genügt, um Ihre Meditation neu auszurichten.

- Ruhig sein. Atme weiter. Denken Sie daran, gezielt zu atmen, zu üben und zu wiederholen.

- Anwesend sein. Wenn negative Gedanken auftauchen, sollten sie identifiziert und verworfen werden, wie Wolken, die über einen blauen Himmel schweben.

- Schon ein paar Momente konzentrierter Atmung und Achtsamkeit können Ihnen helfen, sich zu entspannen, was bei der Bewältigung aller Arten von Stress wichtig ist. Je mehr Sie meditieren, desto stärker werden Sie sowohl geistig als auch körperlich.

Ihre chronische Krankheit muss nicht Ihre Persönlichkeit verändern. Nehmen Sie sich einen Moment Zeit und versuchen Sie noch heute, Meditation zu praktizieren.

Kapitel Zehn

Arbeit, Bildung und soziales Leben

Es dauerte vier lange Jahre, bis ich meine Sjögren-Diagnose erhielt.

Sobald ich meine Diagnose erhielt, war ich erleichtert, wusste aber auch, dass das Leben nie wieder normal werden würde. Ja, ich habe eine Behandlung erhalten, die geholfen hat, aber Müdigkeit und Schmerzen sind ständig vorhanden. Ich habe täglich mit ihnen zu tun.

Sich im Arbeits- oder Bildungsumfeld zurechtfinden und gleichzeitig die Symptome bewältigen

Die Tatsache, dass ich an dieser Krankheit litt, veranlasst mich nicht, mich von der Arbeit, der Ausbildung oder sozialen Aktivitäten zurückzuziehen, aber ich habe Mechanismen entwickelt, um durch das Leben zu navigieren und trotzdem meine Beziehung zu Freunden, Kollegen und Familienmitgliedern auf folgende Weise aufrechtzuerhalten:

- Da ich von zu Hause aus arbeite, kann ich mich nach Bedarf ausruhen.

- Menschen über meine Krankheit aufklären. Ich verteile Flugblätter an Menschen, um sie über diese Erkrankung aufzuklären.

- Ich plane meinen Zeitplan sorgfältig. Wenn ich vorhabe, an einem Freitag ein Konzert zu besuchen, weiß ich, dass ich das ganze Wochenende zum Erholen und Ausruhen brauche.

Anfordern von Unterkünften und Verständnis der gesetzlichen Rechte

Nach Angaben des Job Accommodation Network gibt es keine vollständige Liste der Unterkünfte, die gemäß dem Americans with Disabilities Act bereitgestellt werden müssen. Obwohl alle Autoimmunerkrankungen und -symptome unterschiedlich sind, handelt es sich hier um eine umfangreiche Liste angemessener Vorkehrungen, mit denen Sie beginnen können.

- Ermöglichen Sie flexible Arbeits- und Urlaubspläne.

- Planen Sie regelmäßige und/oder längere Pausen ein.

- Reduzieren Sie den Stress am Arbeitsplatz.

- Reduzieren oder beseitigen Sie körperliche Anstrengung.

- Sorgen Sie für Parkplätze in der Nähe der Baustelle.

- Wechseln Sie zu einem ergonomischen Stuhl.

- Halten Sie die Arbeitsumgebung frei von Staub, Rauch, Geruch und Dämpfen.

- Klimaanlagen- und Heizungsauslässe umleiten.

- Bieten Sie Ihren Kollegen ein Sensibilisierungstraining an.

- Bereitstellung von Informationen zu Beratungs- und Mitarbeiterhilfsprogrammen.

Aufrechterhaltung eines aktiven sozialen Lebens und Verwaltung sozialer Interaktionen

Mit diesen 5 Strategien können Sie beginnen, Ihre sozialen Fähigkeiten zu verbessern, und schon bald werden Sie selbstbewusst in Gespräche eintreten können.

1. Verhalten Sie sich wie eine soziale Person

2. Fangen Sie bei Bedarf klein an

3. Ermutigen Sie andere, über sich selbst zu sprechen

4. Lesen Sie Bücher über soziale Fähigkeiten

5. Treten Sie einer Selbsthilfegruppe für soziale Kompetenzen bei

Kapitel Elf

Reisen und Sjögren-Syndrom

Tipps für sicheres und angenehmes Reisen mit

Sjögren-Syndrom

- Kommen Sie früh am Flughafen an

- Befolgen Sie die TSA-Richtlinien

TSA-Richtlinien für Flugreisen von Sjögren-Patienten

Planung für medizinische Bedürfnisse unterwegs

Machen Sie vor Reiseantritt einen Plan, wie Sie während der Reise medizinisch versorgt werden.

- Schließen Sie eine Reiseversicherung ab.

- Nehmen Sie die empfohlenen Arzneimittel wie angegeben ein.

Kapitel zwölf

Schwangerschaft und Familie

Wird eine Schwangerschaft meine Sjögren-Krankheit verschlimmern?

Besondere Überlegungen für Frauen mit Sjögren-Syndrom während der Schwangerschaft.

Überlegungen zur Empfängnis

Sie sollten Fragen der Familienplanung frühzeitig mit Ihrem Rheumatologen besprechen, und nicht erst, wenn Sie sich entschieden haben, dass Sie ein Kind bekommen möchten, so Dr. Sammaritano. Es besteht zwar die Möglichkeit, dass Ihr Kind Sjögren-Syndrom oder eine andere Autoimmunerkrankung entwickelt Bei einer Autoimmunerkrankung ist es wichtig zu bedenken, dass viele Frauen mit Autoimmunerkrankungen gesunde Babys bekommen, die nicht an Sjögren oder einer anderen Autoimmunerkrankung leiden.

Auswirkung einer Schwangerschaft auf das Sjögren- Syndrom: Bei vielen Frauen verschlimmert sich das Sjögren-Syndrom während der Schwangerschaft und/oder nach der Entbindung. Daher ist es wichtig, nicht nur regelmäßig Ihren Rheumatologen aufzusuchen, sondern auch zusätzliche Hilfe nach der Geburt des Babys einzuplanen.

Berücksichtigung während der Schwangerschaft Wenn die Medikamente, die Sie bei der Empfängnis eingenommen haben, Ihre Krankheit kontrollieren, wird Ihr Arzt Sie wahrscheinlich während der gesamten Schwangerschaft mit der Einnahme beauftragen, sofern sie mit einer Schwangerschaft vereinbar sind.

Auswirkungen auf die Lieferung. Während die

meisten Frauen mit Sjögren vaginal gebären können, könnten Komplikationen bei Ihnen oder dem Baby eine frühzeitige Entbindung per Kaiserschnitt erforderlich machen.

Berücksichtigung beim Stillen

Für die meisten Frauen mit Sjögren ist eine gesunde Entbindung und ein gesundes Kind möglich.

Krankheitsaktivität: Wenn Sie eine Verschlechterung der Symptome bemerken , wenden Sie sich an Ihren Rheumatologen, da bei einigen Frauen nach der Entbindung eine erhöhte Krankheitsaktivität auftritt.

Medikamente und Stillen: Wenn die Kontrolle Ihrer Krankheit nach der Entbindung eine Änderung der Medikamente erfordert, informieren Sie unbedingt Ihren Arzt, wenn Sie stillen.

Optionen und Überlegungen zur Familienplanung

Einfach anzuwendende Verhütungsmittel:

Die effektivste Verhütungsmethode für den „realen"

Einsatz ist diejenige, die für Sie am einfachsten ist.

Kapitel Dreizehn

Zukunftsforschung und Hoffnung

Von dieser Krankheit sind vor allem Frauen betroffen, wobei das Verhältnis von Frauen zu Männern auf 14 zu 1 geschätzt wird.

Die Entdeckung pSS-assoziierter Loci

In pSS, vier GWAS, einer groß angelegten Studie, bei der der Immuno-Chip (ein benutzerdefinierter SNP-Array) und andere groß angelegte Arrays zum Einsatz kamen, zeigt eine gezielte Sequenzierungsstudie von fünf Kandidatengenen unterschiedliche genomweite Loci, was in europäischen Populationen vorherrschend ist .

Sexualhormone

Unterschiedliche immunmodulatorische Wirkungen, die durch Sexualhormone hervorgerufen werden, können offensichtlich zur geschlechtsspezifischen Verzerrung bei pSS beitragen. Studien zu

Sexualhormonspiegeln bei Patienten mit pSS sind jedoch bemerkenswert begrenzt und die Ergebnisse sind inkonsistent.

X- Chromosom-Gendosierung

Obwohl auf diesem Chromosom noch keine SNP-Assoziationen mit pSS identifiziert wurden, wird die Bedeutung des X-Chromosoms bei pSS durch Studien zur Aneuploidie gestützt. Die Häufigkeit von Aneuploidien bei Patienten mit pSS ist gering, aber mehrere Studien belegen einen Einfluss der Dosierung des X-Chromosoms auf das pSS-Risiko.

Targeting der DNA-Methylierung

Die Modifikation der DNA-Methylierung ist ein potenzieller therapeutischer Eingriff bei verschiedenen Krankheiten, wie der erfolgreiche Einsatz solcher Medikamente im Bereich der Immunonkologie zeigt. Verfügbare Medikamente, die die DNA-Methylierung verändern, werden zur

Behandlung verschiedener Krebsarten eingesetzt. Diese Medikamente, darunter Azacytidin und Decitabin, sind jedoch DNA-Methyltransferase-Inhibitoren und wirken auf unspezifische Weise, indem sie die genomische DNA-Methylierung reduzieren, was für die Behandlung von pSS kontraproduktiv sein könnte, da pSS-assoziierte Gene dazu neigen, hypomethyliert zu sein. Tatsächlich ist seit langem bekannt, dass die Medikamente Hydralazin und Procainamid, die die DNA-Methylierung hemmen, ein hohes Risiko für die Auslösung von medikamenteninduziertem SLE mit sich bringen.

Ermutigung und Hoffnung für Menschen mit Sjögren-Syndrom

Die Diagnose und Klassifizierung des Sjögren-Syndroms (SJS) bleibt eine Herausforderung, insbesondere im Anfangsstadium der Erkrankung, wenn bei Patienten möglicherweise mildere

Phänotypen der Krankheit oder ungewöhnliche Erscheinungen auftreten.

Weltweit werden mehrere Medikamente in kleinen, randomisierten Studien getestet, in der Hoffnung, dass sie zu einer gezielten Behandlung spezifischer Manifestationen der Krankheit führen können. Als Kliniker und Forscher arbeitet St. Clair unermüdlich mit Patienten mit Sjögren -Syndrom und es werden derzeit neue Behandlungsbereiche erforscht.

Inspirierende Geschichten über Resilienz und Erfolg

Der Bauer und der Esel

Eines Tages fiel der Esel eines Bauern in einen Brunnen.

Er lud alle seine Nachbarn ein, vorbeizukommen und ihm zu helfen. Dann beruhigte er sich zum Erstaunen aller.

Er war erstaunt über das, was er sah.

Während die Nachbarn des Bauern weiterhin Erde auf das Tier schaufelten, schüttelte er sie ab und stieg einen Schritt nach oben.

Das Leben wird Dreck über dich schaufeln, allerlei Dreck, einschließlich chronischer Krankheiten. Der Trick, um aus der Angst- und Depressionsspirale herauszukommen, besteht darin, sie abzuschütteln und einen Schritt nach oben zu machen.

Persönliche Behinderungsgeschichte: – Thereses Geschichte .

Thereses Geschichte

Therese mit ihrer Tochter

Ich leide an einer Bindegewebserkrankung namens Sjögren-Syndrom und mir wurde kürzlich mitgeteilt, dass ich möglicherweise auch an Lupus leide. Ich habe auch fast täglich myoklonische Anfälle. Diese müssen durch eine Reihe von Medikamenten kontrolliert werden, sodass ich durch die Flexibilität, von zu Hause aus zu arbeiten, mit den Nebenwirkungen der Medikamente wie extremer Müdigkeit umgehen kann.

Kapitel vierzehn

Ressourcen und Support

Diejenigen, die mit dem Sjögren-Syndrom leben, haben die Möglichkeit, Kontakte zu knüpfen und durch den Austausch ihrer Erfahrungen, Tipps und Vorschläge Lösungen zu finden, wie diese Erkrankung am besten behandelt werden kann.

Diese Gruppen bieten:

- Geführte Themendiskussionen im Zusammenhang mit Sjögrens Krankheit

- Erfahrungsaustausch von Patient zu Patient

- Techniken zum Umgang mit Sjögren

- Kenntnis hilfreicher Ressourcen

Liste seriöser Organisationen für das Sjögren-Syndrom

Engagierte, fürsorgliche und ehrenamtliche Mitglieder leiten die Selbsthilfegruppen.

Kontaktieren Sie den Leiter der Selbsthilfegruppe in Ihrer Nähe (per Telefon oder E-Mail), um mehr über bevorstehende Treffen zu erfahren.

Nachfolgend finden Sie eine Liste seriöser Selbsthilfegruppen:

- Sjögrens Society of Canada (SSC)

- Die Sjögrens International Collaborative Clinical Alliance (SICCA)

- Die British Sjögren Syndrome Association (BSSA)

- Die Selbsthilfegruppe für das Sjögren-Syndrom in Philadelphia hat ihren Sitz an der Penn Medicine University City (SSPSG).

Webseiten-Links zum Sjögren-Syndrom

- **Website: https://www.sjogrens.org**

- **Website: https://www.pennmedicine.org> Sjögrens-Syndrom**

- Website:
  https://journals.lww.com/ijru/Fulltext/2023/1/08

- Website:
  https://www.cambridge.org/core/journals/article

- Website:
  https://www.verywellhealth.com/secondary-sjogren

Empfohlene Bücher, Artikel und zusätzliche Lesematerialien zum Sjögrens-Syndrom

- Oxford Text of Sjögren's Syndrome: Das Oxford Textbook of Sjögren's Syndrome ist ein maßgebliches Lehrbuch mit zahlreichen wertvollen Abbildungen und Abbildungen, das einen praktischen Leitfaden für die Diagnose und Behandlung aller Aspekte dieser Erkrankung bietet.

- Bessere Entscheidungen für Sjögren-Patienten: Vollständiger Leitfaden zur Bewältigung und Bewältigung der Erkrankung . Dieses Buch, geschrieben von einer Frau mit Sjögren-Syndrom, präsentiert und bewertet eine ganze Reihe von Behandlungsmöglichkeiten …………...mögliche Vorteile und Nebenwirkungen.

Abschluss

Das Sjögren-Syndrom ist eine Autoimmunerkrankung, die hauptsächlich die Augen und Speicheldrüsen betrifft, aber auch andere Körperteile betreffen kann.

Es handelt sich um eine Autoimmunerkrankung, da das Immunsystem die Tränen- und Speicheldrüsen angreift und Augen- und Mundtrockenheit verursacht.

Die genaue Ursache dieser Erkrankung ist derzeit nicht bekannt. Studien deuten jedoch darauf hin, dass Ihr Gen, Ihr Virus, Ihre Bakterien und Ihre Auslöser eine Rolle spielen könnten.

Die Hauptsymptome dieser Krankheit sind trockene Augen mit Brennen, Reizungen und trockener Mund mit Schwierigkeiten beim Schlucken oder Kauen.

Die Krankheit kann unter anderem durch Blutuntersuchungen, Biopsien,

Augenuntersuchungen, Befragungen und Röntgen diagnostiziert werden.

Ebenso wie die eigentliche Ursache dieser Krankheit unbekannt ist, ist auch die Behandlung unbekannt. Die Behandlung konzentriert sich jedoch auf die Symptome.

Es gibt Dinge, die Sie tun können, um diese Beschwerden selbst in den Griff zu bekommen. Dazu gehören regelmäßiges Trinken von Wasser, regelmäßige Bewegung und körperliche Aktivitäten, gute Mundhygiene, der Verzehr feuchter Lebensmittel, die Vermeidung von salzigen, sauren oder scharfen Lebensmitteln und kohlensäurehaltigen Getränken, die Erhöhung der Flüssigkeitszufuhr usw Vermeiden Sie trockene Umgebung.

Es gibt Selbsthilfegruppen, die Ihnen bei Bedarf gerne weiterhelfen, sowie Bücher, Artikel und

Websites, die Ihnen dabei helfen, Ihre Beschwerden für ein besseres Leben und eine längere Lebensdauer zu bewältigen.

Das Trauma, allein mit dieser Krankheit zu leben, und die damit verbundenen Schmerzen und Ängste sind so deprimierend. Es ist sicher, dass die Lebensqualität beeinträchtigt wird und die Bewältigung für jeden schwierig sein wird. Es ist ein Wunder , dass die meisten Frauen mit chronischen Krankheiten es schaffen, jeden Tag aus dem Bett zu kommen, ganz zu schweigen davon, dass sie es mit einem Lächeln, Entschlossenheit und dem Mut tun, weiterzumachen, ohne sich um die zahlreichen Hindernisse zu kümmern, denen sie täglich begegnen.

Es ist wahr, dass die Mehrheit der von dieser Krankheit Betroffenen Frauen sind. Diejenigen, die die Fähigkeit entwickelt haben, mit dieser Krankheit umzugehen und sie zu bewältigen, könnten als (Superfrauen) bezeichnet werden. Aber was die stärksten Frauen jetzt brauchen, ist hin und wieder Inspiration und Motivation, um diese schwierigen Momente zu überstehen. Mit Entschlossenheit können Sie all diese Probleme überwinden und ein gesundes Leben führen.

Die Behandlung dieser Erkrankung konzentriert sich hauptsächlich auf die Symptome und nicht auf die Krankheit selbst, da es derzeit keine bekannte Heilung für das Sjögren-Syndrom gibt. Die Untersuchung anderer ähnlicher Autoimmunerkrankungen wird Ihnen helfen, diese Erkrankung besser zu verstehen , obwohl die Managementempfehlungen von EULAR aus dem Jahr 2019 jetzt als Grundlage für die klinische Behandlung von pSS herangezogen werden.

Weltweit werden mehrere Medikamente in kleinen, randomisierten Studien getestet, in der Hoffnung, dass sie zu einer gezielten Behandlung spezifischer Manifestationen der Krankheit führen können.